Sitzungsberichte
der Akademie der Wissenschaften
der DDR
Mathematik – Naturwissenschaften – Technik

Jahrgang 1985 · Nr. 11/N

Horst Klinkmann

Therapie der chronischen Niereninsuffizienz im Wandel der Zeiten

Harald Dutz zum 70. Geburtstag

AKADEMIE-VERLAG · BERLIN
1986

Vorträge des Festkolloquiums anläßlich
des 70. Geburtstages von Harald Dutz,
Ordentliches Mitglied der Akademie
der Wissenschaften der DDR,
veranstaltet von der Klasse Medizin
am 19. Januar 1984

Herausgegeben im Auftrage
des Präsidenten der Akademie
der Wissenschaften der DDR
von Vizepräsident Prof. Dr. Heinz Stiller

ISBN 3-05-500 004-8
ISSN 0138-3965
Erschienen im Akademie-Verlag, DDR-1086 Berlin, Leipziger Str. 3-4

Lizenznummer: 202 · 100/56/85
Printed in the German Democratic Republic
Gesamtherstellung: VEB Druckhaus Köthen
LSV 2195
Bestellnummer: 763 582 0 (2010/85/11/N)
00300

Inhalt

Rudolf Baumann

Laudatio

Sehr verehrter, lieber Herr Dutz,
sehr verehrter Herr Präsident,
meine Damen und Herren!

Wir freuen uns sehr, heute unseren Jubilar, der am 14. Januar 1984 seinen 70. Geburtstag feierte, mit seiner verehrten Gattin anläßlich dieser Festsitzung der Klasse Medizin der Akademie der Wissenschaften der DDR willkommen zu heißen.

Es ist uns eine Ehre, unter den vielen Gästen und auch persönlichen Freunden unseres Ordentlichen Mitgliedes Harald Dutz, den Leiter der Abteilung Gesundheitspolitik des ZK der SED, unser Ordentliches Mitglied Karl Seidel hier zu begrüßen.

Den Mitgliedern der Klasse Medizin ist es ein echtes Anliegen, Ihnen, sehr verehrter Herr Dutz, diese wissenschaftliche Veranstaltung in Würdigung Ihres langjährigen Schaffens als Forscher und Kliniker und in Anerkennung Ihrer Persönlichkeit zu widmen.

Seit 15 Jahren sind Sie Ordentliches Mitglied unserer Akademie der Wissenschaften. Sie haben in dieser Zeit durch Ihren von hohem Niveau geprägten Einsatz stets zu einer Bereicherung des wissenschaftlichen Lebens unserer Klasse – immer im Sinne eines echten wissenschaftlichen Meinungsstreites – beigetragen. Die Mitglieder der Klasse Medizin haben Ihr breitgefächertes Wissen auf den verschiedenen Gebieten der Inneren Medizin, speziell der Nephrologie, stets als ein Stimulans für die Bearbeitung der uns gestellten Aufgaben empfunden.

Gestatten Sie mir nun, lieber Herr Dutz, eine verständlicherweise nur skizzenhaft mögliche Übersicht Ihres Lebens als Arzt und Hochschullehrer zu geben. Am 14. 1. 1914 wurden Sie als Sohn des Studienrates Waldemar Dutz in Berlin geboren. Von 1932 bis 1937 studierten Sie in Berlin Medizin und promovierten 1938 an der Berliner Universität. Nach Beendigung des zweiten Weltkrieges arbeiteten Sie zunächst ein Jahr in einer Landpraxis in Frankenstein/Sa. und übernahmen nach Ihrer Facharztausbildung am Kreiskrankenhaus Freiberg/Sa. eine Oberarztstelle.

Von 1949 bis 1950 waren Sie als leitender Arzt der Inneren Abteilung am Bergmannskrankenhaus Senftenberg tätig. Ihrem Wunsch entsprechend, bereiteten Sie nachfolgend Ihre Hochschullaufbahn vor mit einer weiteren klinischen Ausbildung an der II. Medizinischen Klinik der Charité in Berlin, in der Sie seit 1951 als Oberarzt arbeiteten. Nach Ihrer Habilitation 1952 erfolgte 1953 die Ernennung zum Dozenten und 1955 zum Professor für Innere Medizin mit Lehrauftrag. 1958 wurden Sie, verehrter Herr Dutz, zum Professor mit Lehrstuhl für Innere Medizin und Direktor der Medizinischen Universitäts-Poliklinik Rostock berufen. Hier an der Wilhelm-Pieck-Universität Rostock wirkten Sie gleichzeitig von 1960 bis 1961 als Dekan der Medizinischen Fakultät. An dieser akademischen Stätte schufen Sie die Grundlagen für Ihr späteres Hauptforschungs- und klinisches Arbeitsgebiet, die Nephrologie. Sie errichteten so an der Rostocker Klinik die erste Hämodialyseeinrichtung in der DDR, mit der Sie den Aufbau eines schrittweise erweiterten Netzes von Nierenzentren in der DDR begannen. Schon 1962 wurden Sie erneut an die Berliner Charité berufen und Ihnen Lehrstuhl und Direktorat der II. Medizinischen Klinik anvertraut. Auch hier haben Sie mit großer Energie und dem Ihnen eigenen Organisationstalent den Schwerpunkt Ihrer Aufgaben in dem Auf- und Ausbau der Nephrologie und der Hämodialyse-Zentren gesehen. Ihr Wirken war von beachtlicher wissenschaftlicher Effizienz. Sie konzentrierten Ihre klinische Arbeit auf die Entwicklung der differentialdiagnostischen und therapeutischen Verbesserung gestörter Nierenfunktionen bei den verschiedenen Nierenerkrankungen und die Abgrenzung entsprechender Krankheitsstadien für eine exakte Einschätzung der Anwendbarkeit der extracorporalen Hämodialyse. Diese Untersuchungen waren eng verbunden mit Studien über den Elektrolyt- und Wasserhaushalt.

Es ist natürlich nicht möglich, in dieser Übersicht allen Ihren wissenschaftlichen Einzelleistungen gerecht zu werden. So weit mir bekannt ist, liegen von Ihnen etwa 150 Publikationen als Haupt- bzw. Co-Autor vor sowie Editionen von Monographien und Lehrbüchern. In einer Monographie befaßten Sie sich mit den Zusammenhängen zwischen Nierenfunktion und Nervensystem, ferner mit den Nierenerkrankungen während der Schwangerschaft und in einer weiteren Monographie mit Fragen zur nephrologischen Diagnostik. Auch Probleme der Pyelonephritis sowie der Therapie des akuten Nierenversagens gehörten zu Ihrem Forschungsprogramm. In Ihren tierexperimentellen Untersuchungen standen Probleme der Rattennephritis zur Diskussion. Auch Fragen der Herz- und Kreislauf-Erkrankungen, insbesondere der renalen Hypertonie stellten eine konsequente Fortsetzung Ihrer nephrologischen Studien dar. Neben Ihrem umfangreichen ärztlichen und wissenschaftlichen Aktionsgebiet möchte ich Ihre besonderen wissenschaftsorganisatorischen Verdienste hervorheben.

In Ihrer Eigenschaft als Vorsitzender der einstmaligen Problemkommission für Herz- und Kreislauf-Fragen oblag Ihnen die Koordinierung von Forschungsvorhaben auf diesem so wichtigen Sektor, und ich erinnere mich gerne unserer diesbezüglichen guten Zusammenarbeit. Nicht unerwähnt bleiben darf Ihre Tätigkeit als Vizepräsident des Rates für Planung und Koordinierung der Medizinischen Wissenschaften des Ministeriums für Gesundheitswesen, die Sie von 1962 bis 1969 ausübten und dessen Mitglied Sie bis 1980 waren.

Lange Zeit wirkte unser Mitglied Harald Dutz erfolgreich als Vorsitzender der Nephrologischen Gesellschaft der DDR, später auch als Präsident der Europäischen Dialyse- und Transplantations-Gesellschaft. Ihr Vorbild als Arzt und Forscher, Herr Dutz, der Sie durch unermüdlichen Einsatz eine große Ausstrahlung auf Ihre Studenten und Schüler ausübten, hat entscheidend Lehre und Forschung in unserem sozialistischen Hochschul- und Gesundheitswesen geprägt. Dem entsprach auch die hohe Anerkennung, die unser Staat Ihnen durch die Ehrung mit dem Nationalpreis, dem Vaterländischen Verdienstorden in Gold, dem Ehrentitel „Verdienter Arzt des Volkes", der Hufeland-Medaille in Gold und anderen hohen Auszeichnungen zuteil werden ließ, ebenso, wie es Ihre Ehrenmitgliedschaft in nationalen und internationalen Gesellschaften dokumentieren.

Wenn ich heute Ihr Lebenswerk retrospektiv betrachte, so fügt sich Ihr Wirken uneingeschränkt in die 1704 von dem Gründer unserer Akademie, Gottfried Wilhelm Leibniz, in seinen „Nouveaux essais sur l'entendement humain" dargelegte, prophetisch klingende Abhandlung ein. Er schrieb: „Eine besser geleitete Öffentlichkeit wird sich eines Tages mehr, als sie es bisher tat, dem Fortschritt der Medizin zuwenden; ... man wird keine gute Beobachtung vorübergehen lassen, ohne sie festzuhalten; man wird jene unterstützen, die sich diesen Beobachtungen widmen; man wird die Kunst, solche Beobachtungen zu machen, und auch die Kunst ihrer Anwendung ... vervollkommnen. Es wird eine Zeit geben, in der die Zahl der guten Mediziner größer ... sein wird, so daß die Öffentlichkeit in der Lage sein wird, die Erforschung der Natur und vor allem den Fortschritt der Medizin zu fördern; dann wird diese bedeutende Wissenschaft sehr bald weit über ihren gegenwärtigen Stand gehoben und zusehends wachsen. Ich glaube in der Tat, daß dieser Teil der Staatsverwaltung, nach der Förderung der Tugend, Gegenstand größter Bemühungen aller Regierenden sein sollte, und daß es einer der größten Früchte einer guten Moral und Politik sein wird, uns eine bessere Medizin zu bringen."

Sie, lieber Herr Dutz, haben das große Glück gehabt, in einer diesen humanitären Prinzipien dienenden sozialistischen Gesellschaft ihr wissenschaftliches und politisches Engagement voll wirksam werden zu lassen, ihren Aufbau mitzugestalten zum Wohle unseres Landes und aller Ihnen anvertrauten Menschen, seien es Patienten, Studenten oder Kollegen.

Die Klasse Medizin wünscht Ihnen noch viele erfolgreiche, frohe und glückliche Jahre an der Seite Ihrer tapferen und so lebensverbundenen Gattin sowie inmitten Ihrer Familie, nicht zuletzt aber im Kreise unserer Akademie der Wissenschaften der DDR, insbesondere des Ihnen herzlich verbundenen Kollegiums unserer Klasse Medizin.

Horst Klinkmann

Therapie der chronischen Niereninsuffizienz im Wandel der Zeiten

1959 – knapp 1 Jahr nach seiner Berufung als ordentlicher Professor für Innere Medizin an die Universität Rostock – wurde an der damaligen Medizinischen Universitäts-Poliklinik Rostock von Harald Dutz mit der Durchführung der ersten Hämodialyse in der DDR eine neue Ära der Therapie der chronischen Niereninsuffizienz eingeleitet. Ihre Bedeutung als Pionierbeispiel für ein in der Medizin prinzipiell neues Therapiekonzept haben zum damaligen Zeitpunkt wohl nur die wenigsten erkannt bzw. erahnt. 25 Jahre sind seitdem vergangen und mehr als 300 000 Menschen leben derzeit auf der Welt mit Hilfe einer Künstlichen Niere. Diese Zahl dürfte Beweis sein für eine Entwicklung, die das Pionierbeispiel für die Umsetzung technischer Möglichkeiten für medizinische Belange darstellt.

Die Harnvergiftung war in ihren klinischen Auswirkungen und in ihrer Unvereinbarkeit mit dem Leben den Ärzten der Antike als einheitliches Krankheitssyndrom bereits so bekannt, daß sie den Ausdruck „Uraemia" prägten. Ihre Biochemie ist uns in den zurückliegenden 2000 Jahren noch genau so ein Rätsel geblieben, wie sie es für die Priester-Ärzte im griechischen Aesklepion war. Die erste bildliche Darstellung der Reinigung des Organismus durch Aderlaß oder verwandte Methoden findet sich bereits im Grabe des Schreibers Userhat aus der Zeit der 18. Dynastie im alten Ägypten, also vor rund 4500 Jahren. Von den Schülern des Aesklepion in Griechenland wurde der Aderlaß zu einem der Hauptbestandteile antiker Heilkunst entwickelt. Sogar das Konzept des prophylaktischen Aderlasses zur Regenerierung der Kräfte, wie wir es rund 2900 Jahre später so allgemein in der europäischen Medizin des Mittelalters wiederfinden, war damals schon praxisrelevant, denn wir wissen aus der griechischen Mythologie, daß der greise Aenos seine Jugend wiedergewann durch eine Blutübertragung mit Hilfe der Zauberin Medea. Vom richtigen Grundkonzept der Elimination toxischer Substanzen aus dem Organismus ausgehend, hat jedoch sicherlich in vielen Fällen der verordnete Aderlaß den schicksalhaften Verlauf der Erkrankung in dem durch den urämischen Katabolismus geschwächten Körper beschleunigt. Die etwas ungewöhnlicheren Versuche der Entgiftung des Organismus über die unteren Abschnitte des Gastroenterons, wie wir sie im

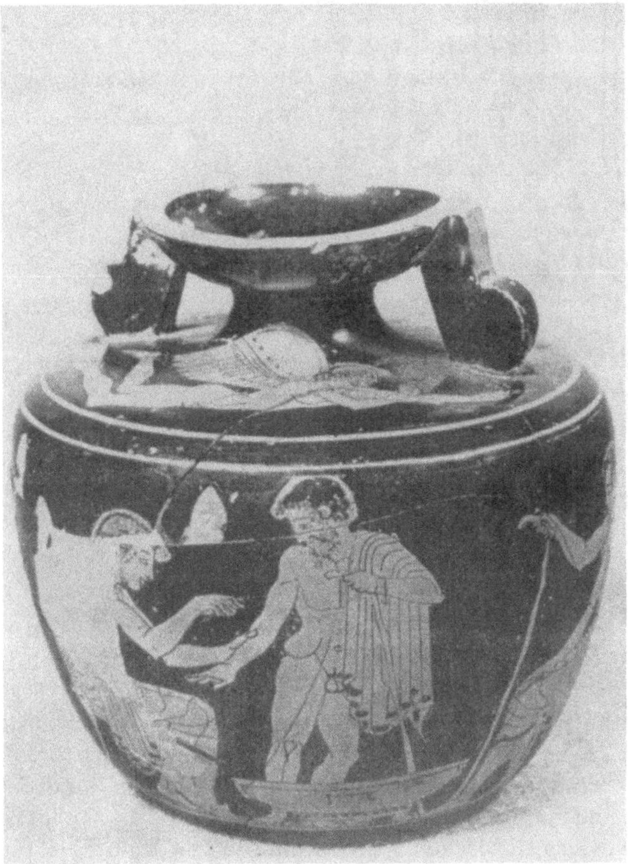

Abb. 1 Griechische Vase mit Darstellung eines Aderlasses

mittelalterlichen Europa weit verbreitet finden, waren sicherlich nicht primär für die Therapie der Urämie bestimmt, sie erscheinen uns jedoch aus der heutigen Sicht der Kenntnis der Nutzung einzelner Darmabschnitte für die intestinale Dialyse durchaus als sinnfälliger Versuch an einem nicht untauglichen Objekt. Wenn zumindest in historisch gleicher Zeitdimension in der Überlieferung der Beginn der Transplantation von Organen eine Angelegenheit der Heiligen war im Gegensatz zu den profanen Aderlassen und Klistieren durch Barbiere, dann sieht man jedoch in der gesamten weiteren Entwicklung in unserem Jahrhundert eine überraschende zeitliche Koinzidenz der Fortschritte beider Verfahren, die heute in ihrer Wirkung für den Patienten nicht voneinander zu trennen sind. Ein Grundsatz, den wir auch dank Harald Dutz in unserem Lande zum Nutzen unserer Patienten von Anfang an konsequent verfolgt haben.

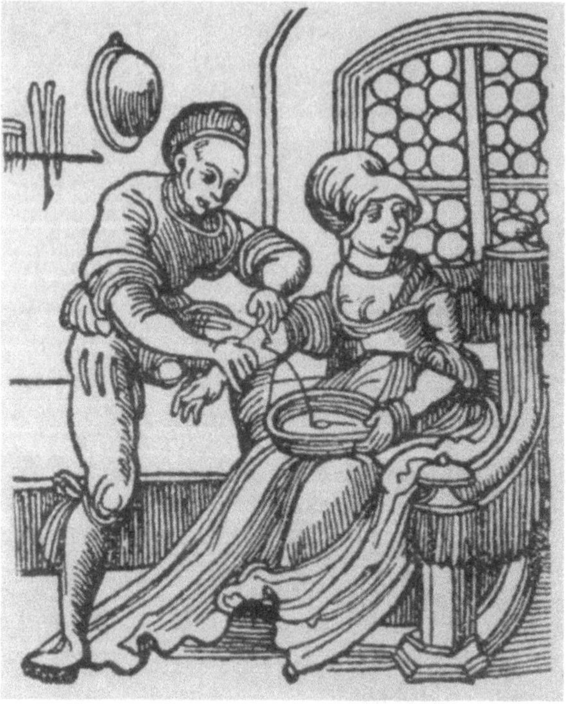

Abb. 2 Aderlaß als Gesundheitsprophylaxe in einer mittelalterlichen Darstellung

Es blieb der Wissenschaftsentwicklung unseres Jahrhunderts vorbehalten, die Erfüllung des alten Menschheitstraumes, der Entfernung von Schadstoffen aus dem Organismus durch apparative Hilfsmittel für die klinische Praxis möglich gemacht zu haben. Wenn auch der 10. 11. 1912 als Geburtsdatum der Künstlichen Niere angesehen werden muß, als in Baltimore die erste extrakorporale Blutdialyse mit Hilfe eines Kollodium-Filters an einem Kaninchen durchgeführt wurde, dauerte es dennoch rund 30 Jahre, bis 1943 im holländischen Kampen W. J. Kolff dieses Blutentgiftungssystem zum ersten Mal erfolgreich am Patienten einsetzte. Die Geschichte der Entwicklung der Künstlichen Niere führt uns in aller Deutlichkeit vor Augen, wie moderne Technologie in Verbindung mit neuen pathophysiologischenn Erkenntnissen revolutionierend sowohl auf das Grundkonzept medizinischen Denkens als auch auf seine zeitliche Umsetzung zum Nutzen der Patienten wirken kann.

Zu Beginn der 60er Jahre erhielt die Weiterentwicklung der Therapie der chronischen Niereninsuffizienz in Europa ihre Hauptimpulse durch Nils Allwall aus Lund, dessen persönliche Freundschaft mit Harald Dutz – gegründet auf dem tiefen Verständnis zur Sache – entscheidenden Einfluß auf die weitere Entwicklung der Therapie der chronischen Niereninsuffizienz in der DDR hatte und letztlich mit dazu beitrug, daß die DDR nach Schweden das zweite europäische Land war, das einen zentralen Plan zur Einrichtung von

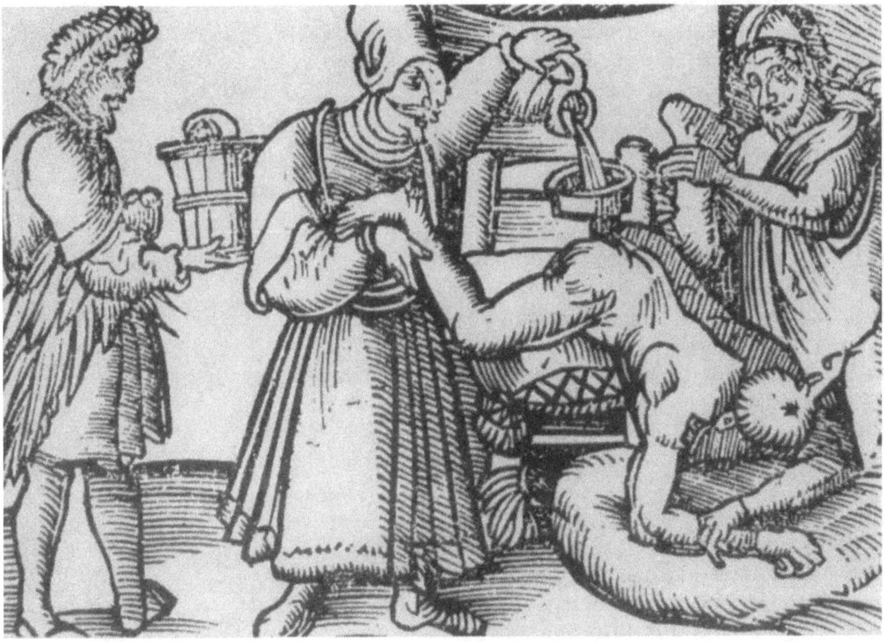

Abb. 3 Prophylaktischer Reinigungseinlauf in einer mittelalterlichen Darstellung

Nierenzentren und damit planmäßiger Versorgung aller Patienten in Angriff nahm. Entscheidend für den Erfolg dieses Konzeptes war, daß parallel von Mebel die Nierentransplantation in der DDR aufgebaut und damit die zweite Säule im Therapiekonzept der chronischen Niereninsuffizienz begründet wurde. Wenn in diesem Vortrag die Schwerpunkte zugunsten der apparativen Detoxikation verschoben sind, dann hat das keine sachlichen, sondern ausschließlich kalendarische – sprich Geburtstagsgründe – von Harald Dutz.

Die in Abbildung 4 dargestellte Entwicklung der Künstlichen Niere führt uns noch einmal in aller Deutlichkeit vor Augen, wie moderne Technologie in Verbindung mit neuen pathophysiologischen Erkenntnissen revolutionierend sowohl auf das Grundkonzept medizinischen Denkens als auch auf seine zeitliche Umsetzung zum Nutzen der Patienten wirken kann. Die klinische Anwendung der Künstlichen Niere tritt in die 5. Dekade ein und die Anzahl der Patienten, die durch und mit Hilfe dieser Therapiemethode leben, wird bald die Millionengrenze erreichen. Die letzten 2 Jahrzehnte führten nicht nur zu einer Weiterentwicklung der konventionellen Dialysemethoden, sondern haben auch neue Konzepte, wie die Hämofiltration, Hämodiafiltra-

1854	experimentelle Dialyse (Thomas Graham)
1913	Dialyse mit Collodium (Abel, Rowntree, Turner)
1920	Dialyse mit intestinalen Membranen (Lore)
1921	Dialyse mit Fischblasen, Schilf, Pergament (v. d. Heyde, Haas)
....	....
1923	Peritonealdialyse (Ganter)
1926	1. klinische Dialyse mit Collodium (Haas)
1938	Dialyse mit Cellulosemembran (exper.) (Thalheimer)
1943	Dialyse mit 1. klinisch anwendbarer Künstlicher Niere (Kolff)
1947	Dialyse mit Ultrafiltration (Allwall)
....	....
1964	Hämabsorption (Jatzidis, Chang)
1974	Hämofiltration (Henderson)
1976	Sequentielle Ultrafiltration (Bergström)
1977	Plasmaseparation

Abb. 4 Entwicklungsetappen in der apparativen Detoxikationstherapie

tion, High-Flux-Dialyse usw. eingeführt. Trotz dieser modernen Innovationen werden heute 85% aller Patienten weltweit in einem konventionellen Dialyseprogramm behandelt. In Europa werden z. B. weniger als 3% aller Dialysepatienten mit der Hämofiltration behandelt, rund 5% sind in einem Peritoneal-Dialyse-Programm. Die Anwendung der Bikarbonatdialyse übersteigt nicht 10%. Alle anderen modernen Behandlungsmethoden, wie die Hämodiafiltration, die kontrollierte Natriumdialyse, die kombinierte Dialyse- und Hämoperfusion, die unterschiedlichen Methoden der Peritonealdialyse machen insgesamt nicht mehr als 3% der gesamten Dialysepopulation in Europa aus. Diese Zahlen unterstreichen deutlich, daß der größte Anteil an dem Therapieerfolg gemessen an der Überlebensrate und der Lebensqualität, zurückzuführen ist auf die konventionelle Hämodialyse. Heute ermöglichen uns die internationalen Statistiken eine optimistische Einschätzung der Lebenserwartung der Dialysepatienten (Tab. 1). Trotz dieser überzeugenden Ergebnisse sollten wir zwei grundsätzliche Probleme in unser Gedächtnis zurückrufen: 1. Wir behandeln erfolgreich ein lebensbedrohliches

Tabelle 1 Lebenserwartung der Dialysepatienten 1984

Lebensalter	5-Jahres-Überlebensrate
0–15 Jahre	85%
15–45 Jahre	95%
45–60 Jahre	85%
60–75 Jahre	55%

klinisches Syndrom – die Urämie – über das unsere Kenntnis insgesamt noch unzureichend ist. 2. Die technische Simulation der natürlichen Nierenfunktion durch die künstliche Niere ist weiterhin unzureichend und entspricht nur in Ansätzen der Ausscheidungs- und Regulationsfunktion der natürlichen Niere. Alle anderen Funktionen der Niere, z. B. ihre Wirkung als endokrines Organ, wird völlig außer acht gelassen. Im folgenden sollen die verschiedensten Dialysetechniken untersucht werden im Hinblick auf ihre Vor- und Nachteile im klinischen Einsatz.

Vergleichende Betrachtung zu unterschiedlichen Dialyseverfahren

Das breite Spektrum der derzeit möglichen Behandlungsverfahren zur Blutdetoxikation macht einen objektiven Vergleich zwischen den einzelnen Methoden außerordentlich schwierig. Die im folgenden wiedergegebene Meinung ist das Resultat eines Meinungsaustausches zwischen 50 führenden Dialysezentren Europas, der USA, Australiens und Japans, die vom Autor im Hinblick auf eine Vereinheitlichung der internationalen Meinung besonders unter dem Gesichtspunkt der notwendigen forschungsseitigen Weiterentwicklung der Dialyseverfahren erhoben wurde.

Konventionelle Hämodialyse mit Azetat

Vorteile: Diese Dialysetechnik stellt die Standardbehandlung für über 85% aller Dialysepatienten in der Welt dar. Sie ist als Behandlungsmethode allgemein anerkannt und kann mit der überall erhältlichen Technik durchgeführt werden. Der Dialysevorgang ist methodisch von geringem Risiko für den Patienten und gute klinische Langzeitresultate liegen vor.

Nachteile: Wie alle anderen maschinenabhängigen Behandlungsmethoden beschränkt es die Unabhängigkeit des Patienten zumindest während der notwendigen Behandlungszeit von 4–6 Stunden 3mal wöchentlich. Durch die Verwendung von Azetat in der Dialyseflüssigkeit kann es zu einer verzögerten Korrektion der metabolischen Azidose kommen und zu einer Azetatintoleranz. Die hauptsächlichen Probleme mit diesem Behandlungsverfahren treten jedoch auf im Zusammenhang mit einer Kreislaufinstabilität besonders bei der Verwendung von großflächigen Dialysatoren und bei unzureichend kontrolliertem Flüssigkeitshaushalt.

Indikation: Die konventionelle Azetatdialyse bleibt die Methode der Wahl für den kreislaufstabilen jüngeren Dialysepatienten ohne Stoffwechselprobleme und wird auch weiterhin das am häufigsten verwendete Dialyseverfahren in den nächsten Jahren bleiben.

Konventionelle Hämodialyse mit Bikarbonat

Die gegenwärtig zu beobachtende Renaissance der Bikarbonatdialyse ist hauptsächlich zurückzuführen auf die positiven Ergebnisse, die beobachtet wurden bei einer relativ kleinen Gruppe von Patienten mit Kreislaufinstabilität und ausgewählten metabolischen Problemen.

Vorteile: Ohne Zweifel ist die Bikarbonatdialyse im Vergleich zur Azetatdialyse besonders unter dem Blickwinkel des Stoffwechsels ein physiologischeres Behandlungsverfahren.

Nachteile: Die Nachteile der Bikarbonatdialyse sind ökonomischer Natur und bedingt durch die zusätzlich nötige technische Ausrüstung sowie durch die Gefahr einer $CaCO_3$-Fällung innerhalb der Dialysemaschinen und damit eine verringerte Überlebenszeit der Dialysemaschinen.

Indikation: Nach gegenwärtigem Erkenntnisstand wird die Bikarbonatdialyse sicherlich nicht mehr als 20% aller durchgeführten Hämodialysen ausmachen. Die Bikarbonatdialyse ist indiziert in schwerer metabolischer Azidose. Deshalb ist sie die Methode der Wahl bei Patienten mit akutem Nierenversagen. Außerdem gewährleistet sie eine größere kardiovaskuläre Stabilität und ist demzufolge zu bevorzugen bei älteren Patienten. Letztlich wird ein gestörter Leberstoffwechsel eine Bikarbonatdialyse besser tolerieren als die Azetatdialyse.

Sequentielle Ultrafiltration und Dialyse

Diese Behandlungsmethode ist in letzter Zeit durch die Entwicklung von Hämofiltern oder High-Flux-Dialysatoren etwas in den Hintergrund getreten und letztlich nur noch von aktuellem Interesse in jenen Ländern, in denen diese modernen Entwicklungen noch nicht erhältlich sind.

Vorteile: Diese Methode erlaubt unter Benutzung konventioneller Dialysatoren durch die Trennung des Ultrafiltrationsprozesses vom Dialyseprozeß den konvektiven Stofftransport mit dem diffusiven Stofftransport und damit die Toleranz für die Flüssigkeitsentfernung aus dem Organismus zu erhöhen.

Nachteile: Wegen der notwendigen Sequenz zwischen der Dialyse und Ultrafiltration als aufeinanderfolgende Behandlung ist die gesamte Behandlungszeit deutlich verlängert. Außerdem besteht ein bestimmtes Risiko der Elektrolytstörungen, hier vor allem der Hyperkaliämie, wenn der Vorgang z. B. in der falschen Reihenfolge, nämlich die Ultrafiltration zuerst und die Dialyse darauf folgend, durchgeführt wird.

Hämofiltration

Die Hämofiltration kommt durch die überwiegende Benutzung des konvektiven Stofftransportes der normalen glomerulären Filtration in der natürlichen Niere am nächsten. Dennoch ist ihr klinischer Einsatz heute in nicht mehr als 5% aller Dialysepatienten zur Routine geworden.

Vorteile: Durch den der Hämofiltration zugrunde liegenden konvektiven Stofftransport ist eine deutlich bessere Verträglichkeit des Kreislaufsystems gegenüber der Flüssigkeitsentfernung klinisch zu verzeichnen. Demzufolge ist diese Methode günstig einzusetzen bei allen Formen intradialytischer Komplikationen, die durch Herz-Kreislauf-Instabilität hervorgerufen werden. Es scheint offenbar auch gesichert zu sein, daß die Hämofiltrationsmembranen eine bessere Biokompatibilität haben als die konventionell verwendeten Hämodialysemembranen. In der Zukunft kann die höhere Eliminationsrate der mittleren und größeren Moleküle für die Langzeitergebnisse der Behandlung sich durchaus als von großer Bedeutung erweisen.

Nachteile: Die Nachteile des Verfahrens liegen hauptsächlich im Bereich der hohen Kosten. Eine spezielle Überwachungseinrichtung ist ebenso erforderlich wie sterile Substitutionsflüssigkeit. Diese Substitutionsflüssigkeit wiederum beinhaltet das große Risiko von schweren bakteriellen Verunreinigungen und dadurch bedingt oft tödlich endende Komplikationen auf Seiten der Patienten. Um eine effektive Hämofiltration zu ermöglichen, ist außerdem ein Blutgefäßanschluß zu gewährleisten, der als minimale Förderleistung 300 ml/min bringt.

Indikation: Die Hauptindikation liegt auf dem Gebiet der Patienten mit Kreislaufinstabilität und schweren intradialytischen hyper- oder hypotensiven Episoden. Eine schwere persistierende Hyperhydratation unterschiedlichster Genese ist außerdem eine Indikation für die Durchführung der Hämofiltration. Sollte in der Zukunft die Entwicklung einer on-line-Aufbereitung der Substitutionslösung möglich sein, dürfte die Hämofiltration die Methode der Wahl in der Zukunft sein und die konventionelle Hämodialyse ablösen.

Kontinuierliche arteriovenöse Hämofiltration

Diese in den letzten Jahren entwickelte Methode hat sich sehr rasch vor allen Dingen in den Intensivtherapiestationen ausgebreitet und heute einen festen Platz in der Behandlung akuter Intensivtherapiepatienten eingenommen.

Vorteile: Die Möglichkeit einer kontinuierlichen Beeinflussung der Flüssigkeitsbalance des Patienten mit Hilfe der kontinuierlichen arteriovenösen Hämofiltration vor allen Dingen unter den Bedingungen einer Intensivtherapiestation haben sich vor allem dort nützlich erwiesen, wo ein größerer Freiraum in der parenteralen Ernährung notwendig ist. Neben der kontinuierlichen Korrekturmöglichkeit des Flüssigkeitshaushaltes erfolgt ebenso eine in den meisten Fällen ausreichende Entgiftungsfunktion des Organismus bei Nierenversagen.

Nachteile: Trotz der Verbesserung im Gefäßzugang verbleibt ein bemerkenswertes Risiko für eine generelle Infektion dieser Patienten über den Weg des Gefäßzuganges. Außerdem beinhaltet die kontinuierlich notwendige Heparinisierung ein weiteres Risiko. Es hat sich ebenso herausgestellt in letzter Zeit, daß die primär bestechende technische Einfachheit des Systems nicht problemlos ist und heute sich immer mehr das Prinzip einer kompletten Monitorisierung des Gesamtvorganges durchsetzt.

Indikation: Die CAVH ist vor allen Dingen indiziert bei Patienten mit schwerem akuten Nierenversagen und bei anderen Intensivtherapiepatienten. Dieses Therapieverfahren ermöglicht es in erster Hinsicht dem Arzt, sich völlig frei und unabhängig von der Flüssigkeitsbilanz einem entsprechenden Ernährungskonzept zu widmen. Es ist keine alternative Behandlung zur Hämodialyse bei Patienten mit unkompliziertem akuten Nierenversagen. Hier bleibt auch nach Einführung der CAVH die Single-Needle-, venovenöse-, volumengesteuerte Dialyse mit Bikarbonat die Methode der Wahl.

Hämodiafiltration = High-Flux-Dialyse

Die internationale Terminologie versteht derzeit ein gleiches Verfahren für eine unterschiedliche Nomenklatur.

Vorteile: Diese Methode vereinigt die Vorteile sowohl des diffusiven wie auch des konvektiven Transportmechanismus. Deshalb können klinisch auch alle Vorteile der Hämofiltration bei Anwendung dieses Verfahrens mit beobachtet werden.

Nachteile: Grundvoraussetzung zur Durchführung der Behandlung ist das Vorhandensein von hochpermeablen Membranen mit einer Ultrafiltrationsleistung von mehr als 20 ml/h m^2 sowie ein Kontrollgerät mit der Möglichkeit der volumetrischen Bilanzierung. Das Risiko eines möglichen Pyrogeneintrittes in das Blut auf der Basis der relativ großen Durchlaßfähigkeit der Membranen ist noch nicht völlig geklärt. Wie alle modernen Therapieverfahren verfügen wir derzeit noch nicht über kontrollierte Langzeitstudien.

Indikation: Die High-Flux-Dialyse (Hämodiafiltration) vereinigt die Vorteile der Hämodialyse und der Hämofiltration und kommt so der natürlichen Nierenfunktion von allen gegenwärtig erhältlichen Dialysetechniken am nächsten. Es erfüllt auch gegenwärtig am ehesten unsere Idealanforderungen an eine Dialysetherapie, die beinhaltet:

- größtmögliche Entfernung von urämischen Toxinen,
- in der kürzesten Zeit,
- unter Wahrung der Kreislaufstabilität,
- bei Gewährleistung der größtmöglichen physischen und psychischen Unabhängigkeit des Patienten von der Maschine.

Kontrollierte Natrium-Dialyse

Trotz umfangreicher experimenteller Arbeiten über den positiven Einfluß einer Dialyse mit kontrollierter Natriumelimination seit 1978 hat sich diese Methode international nur zögernd durchgesetzt.

Vorteile: Die Möglichkeit einer fortlaufenden Änderung des Na^+ und H_2O-Transfers während der Dialyse erlaubt eine physiologische Equilibrierung von Natrium und Wasser während der Behandlung. Damit kann ein besserer Ausgleich im Elektrolythaushalt zwischen den Körperkompartiments erzielt und eine Dysequilibrierung mit daraus resultierendem osmotischem Gefälle vermieden werden. Dies wiederum führt zu einer deutlichen Verminderung der intradialytischen Symptome bis hin zur möglichen Korrektur von hypertensiven Episoden auf der Basis einer Natriumdysequilibrierung.

Nachteile: Bei einer Dialysebehandlung mit einem hohen Natriumgehalt, die in einer Erhöhung des Serumnatriums beim Patienten resultieren kann, führt dies in der Mehrzahl der Fälle zu einem vermehrten Durstgefühl und damit zu einer vermehrten Flüssigkeitsaufnahme beim Patienten zwischen den Dialysen. Diese Flüssigkeitsüberladung des Organismus ist zumindest für die Langzeitprognose der Dialysepatienten nicht günstig und sollte vermieden werden.

Indikation: Schwere unter der Dialyse auftretende hypotensive und hypertensive Episoden auf der Basis einer Natriumdysequilibrierung rechtfertigen einen Therapieversuch mit dieser Methode. Aus experimenteller Sicht ist die unter der Dialyse mögliche Veränderung des Natriumions eine interessante Möglichkeit der Individualisierung der Dialysebehandlung. Voraussetzung hierfür ist eine hochpermeable Membran in Kombination mit einem volumetrisch bilanzierten Kontrollsystem und einer Meßmöglichkeit, durch die der Natriumgehalt im Serum fortlaufend registriert wird und dann entsprechend den gemessenen Werten im Dialysat zu justieren ist.

Peritonealdialyse

Vom therapeutischen Ansatz her ist die Peritonealdialyse durch die Benutzung einer natürlichen Austauschmembran – das Peritoneum – und durch die insgesamt langsamer verlaufenden Austauschvorgänge eine physiologischere Behandlungsmethode als die Hämodialyse mit Kunststoffmembranen. Zweifellos hat das Konzept der kontinuierlichen ambulanten Peritonealdialyse (CAPD) das 1976 durch Popovich und in modifizierter Form 1978 durch Oreopoulus in die Klinik eingeführt wurde, zu einer stürmischen Entwicklung der klinischen Anwendung dieses Therapieverfahrens geführt. Trotz auftretender schwerer Komplikationen und einem Therapieabbruch in einzelnen Zentren bis hin zu 50% der Patienten am Ende des 1. Behandlungsjahres ist die Anwendung der CAPD weltweit immer noch im Wachsen. Die Gründe für diese Ausweitung sind unterschiedlich. Sie variieren zwischen rein ökonomischen Gründen bei nicht ausreichennd vorhandenen Hämodialysemöglichkeiten wie z. B. in Großbritannien bis hin zu klar erkennbarer Überlegenheit der CAPD gegenüber der Hämodialyse in ausgewählten Patientengruppen wie z. B. bei Diabetikern.

Aus meiner Sicht ist die Peritonealdialyse in ihren unterschiedlichen Modifikationen keine alternative Behandlungsmethode zur Hämodialyse, sondern eine zusätzliche Möglichkeit in der differentialtherapeutischen Palette der unterschiedlichen Dialysetechniken. Wie bei so vielen Behandlungsmethoden in der modernen Medizin ist nicht so sehr die Methode selbst, sondern die Kenntnis ihrer richtigen Handhabung zum rechtzeitigen Zeitpunkt durch den erfahrenen Arzt von entscheidender Bedeutung.

Kontinuierliche ambulante Peritonealdialyse (CAPD)

Vorteile: Als kontinuierliche Behandlungsmethode ist der Stoffaustausch und somit der Entgiftungsvorgang im Organismus ohne Zweifel bei der CAPD der Funktion der natürlichen Niere am weitesten angenähert. Hinzu kommt, daß der Patient weitgehend unabhängig ist von einer Maschine und bei einer guten Selbstausbildung auch kein Hilfspersonal benötigt. Ein Gefäßzugang wird ebenfalls nicht benötigt. Die CAPD kann von allen vorhandenen Dialysetechniken am ehesten für sich in Anspruch nehmen, eine wirklich transportable Behandlungsmethode zu sein. Nicht zuletzt kann es sich als Vorteil erweisen, daß keine Antikoagulation durchgeführt werden muß.

Nachteile: Seit der Einführung der Peritonealdialyse in die medizinische Praxis ist die bakterielle Peritonitis der limitierende Faktor geblieben. Wenn es heute auch durch technologische Verbesserungen des Zuganges zum Peritoneum, durch den Gebrauch geschlossener Systeme und den Ersatz von Glasflaschen für das Dialysat durch Plastikbehälter, die zusätzliche Einschaltung von Bakterienfiltern usw. zu einer deutlichen Reduktion der Peritonitis-Rate gekommen ist, so wird im Durchschnitt pro Patient doch immer noch eine Komplikationsrate von 2 Peritonitisepisoden pro Jahr gerechnet. Im neueren Schrifttum finden sich zusätzlich Berichte über eine spezifische Form der Peritonitis, als sklerosierende Peritonitis beschrieben, die offenbar durch die Einführung von Fremdkörpern in das Peritoneum verursacht werden. Diese außerordentlich bösartig verlaufende Peritonitisform führt auch nach Ablauf der Behandlung zu einer fortschreitenden Sklerosierung des gesamten Peritoneums und letztlich zum sicheren Tode. Als weiterer Nachteil hat sich die kontinuierliche Adsorption von Glukose aus dem Dialysat durch das Peritoneum erwiesen. Diese kontinuierliche Hyperglykämie führt zu einer signifikanten Kohlenhydratmast und damit Gewichtszunahme des Patienten und stoffwechselseitig häufig zur Ausbildung einer Hypertriglycerinämie. Durch den täglichen Verlust von Albumin und Aminosäuren in das Dialysat kann es zu einer Proteinverarmung kommen trotz der Gewichtszunahme auf der Basis der Kohlenhydratmast.

Von den weiteren Modifikationen der Peritonealdialyse ist in letzter Zeit die CCPD (continuous cycling peritoneal dialysis) von größerem Interesse geworden. Diese Behandlungsmethode garantiert über ein automatisches Austauschgerät den Dialysevorgang während des Schlafes und beläßt in der Wachzeit das Dialysat im Peritoneum. Da der Dialysataustausch deshalb nur 2mal am Tag vorgenommen werden muß, kann das Infektionsrisiko des Peritoneums hierdurch vermindert werden. Es muß aber darauf hingewiesen werden, daß die Vorteile der CAPD durch dieses Verfahren weitgehend verlorengehen, da hier erneut eine kostenaufwendige Maschine zum Zweck des automatischen Dialysataustausches notwendig ist. Die intermittierende Peritonealdialyse (IPD), die praktisch die ursprüngliche Methode der Benutzung des Peritoneums zum Entgiftungsvorgang darstellt, wird heute ausschließlich nur noch für die Behandlung akuter Zustände benutzt.

Indikation: Es gibt keine klare Abgrenzung der Indikation der Peritonealdialyse gegenüber der Hämodialyse. Allgemein anerkannt ist, daß die CAPD für diabetische Patienten von Vorteil ist. Außerdem hat sich die CAPD bewährt bei älteren Patienten mit Kreislaufinstabilität. Für Patienten mit Problemen beim Gefäßzugang hat sich die CAPD als eine Alternativmethode für die Fortsetzung der Dialysetherapie erwiesen.

Es ist sicherlich verfrüht, heute eine bindende Aussage zu machen, ob die Peritonealdialyse die gleichen Langzeitergebnisse erreichen kann wie die Hämodialyse. Sicherlich sind die Erfahrungen von weiteren 5 Jahren notwendig, um hier zu klinisch relevanten Schlußfolgerungen zu gelangen.

Die hier vorgelegte Übersicht über die gegenwärtig praktikablen Dialyseverfahren zeigt die Vielfalt der differentialtherapeutischen Möglichkeiten, die uns heute durch die technische Entwicklung zur Verfügung stehen. Sie ermöglicht es uns aber auch, einem alten Konzept der individuellen Anpassung der Behandlung an den Patienten wieder mehr Aufmerksamkeit zu schenken. Es ist die feste Überzeugung des Verfassers, daß nur ein individuell angepaßtes Behandlungsregime für jeden einzelnen Patienten letztlich die bestmöglichen Langzeitresultate erzielen wird. Die Individualisierung der Behandlung schließt ein eine Auswahl der spezifischen Behandlungsmethode für den individuellen Patienten sowie die Anpassung dieser speziellen Behandlungsmethode an den Stoffwechsel des Patienten, z. B. durch den Einsatz von mathematischen Modellierungen zur Berechnung des Wirkungsquotienten zwischen Patient und Maschine. Bevor dieses Problem nicht gelöst ist, ist es schwierig – ja fast unmöglich – heutzutage dem individuellen Patienten aus der Palette der angebotenen Dialysetechniken die für ihn am besten geeignete Methode zu empfehlen. Heutzutage ist die Auswahl der angewandten Technik in der Therapie der Urämie in der gesamten Welt noch immer mehr bestimmt durch die z. Z. erhältliche Technik auf der Basis der vorhandenen ökonomischen Möglichkeiten als durch die wirkliche medizinische Indikation.

Möglichkeiten der Individualisierung der Behandlung

In den letzten 10 Jahren der Entwicklung der Dialysetherapie war es uns aufgrund der erzielten Erfolge möglich, unser Hauptaugenmerk von der Mortalität weg zur Morbidität und Rehabilitation der Patienten zu lenken. Zur weiteren Verminderung der Morbiditätsrate durch und während der Behandlung ist es notwendig, die häufigsten Ursachen für das Auftreten entsprechender Komplikationen zu identifizieren. Bei der Dialysetherapie sind dies vor allem die Herz-Kreislauf-Instabilität, Störungen im Elektrolythaushalt, Anämie und Knochenerkrankungen sowie psychologische Fehlreaktionen. Schlußfolgernd daraus muß der Einfluß der Behandlungsmethoden (Dialysator, Dialysatzusammensetzung, Blutflußrate, Behandlungszeit, spezielle Diät, Medikation usw.) auf die klinische Komplikationsrate durch die Behandlung untersucht werden. Das Ziel, durch eine spezifische Gestaltung der Behandlung eine sogenannte „Adäquate Dialyse" durchzuführen, ist letztlich so alt wie die Behandlungsmethode selbst. Es sei an die Bedeutung der Mittelmoleküle erinnert, die in der letzten Dekade diskutiert wurden als eine mögliche Grundlage zur Bestimmung der Effektivität der Dialysen. Daraus resultierten Hinweise zur Gestaltung der Dialysezeit, der Verwendung von Dialysatoren mit unterschiedlicher Oberfläche und der Durchflußrate des Dialysates. Leider hat keines dieser Konzepte zu einer nachweisbaren Verbesserung der Behandlungsergebnisse geführt. In der Mitte der 70er Jahre wurde von Gotch ein neues Konzept begründet, das Harnstoff als Indikator für den Eiweißkatabolismus und für die generelle Stoffwechselproduktion ansah. Seit dieser Zeit mehren sich die Versuche, durch Anwendung mathematischer Modelle im Sinne der kinetischen Modellierung die

Dialysetherapie individuell zu gestalten. In allen diesen Versuchen sind das Natriumion und das Harnstoffmolekül als meistgebräuchliche Markierungspunkte anzutreffen. Ohne näher auf die mathematischen Grundlagen dieser Modellierungsversuche einzugehen, kann jedoch heute bereits festgestellt werden, daß sich für den Einsatz der kinetischen Modellierung im klinischen Routinebetrieb folgende Vorteile abzeichnen:

1. Verminderung der intradialytischen Komplikationsrate.
2. Bessere Gestaltung des Ernährungsregimes angepaßt an die spezifische individuelle Stoffwechsellage.
3. Qualitätskontrolle des Dialysevorganges insgesamt und deutliche ökonomische Einsparung durch die Vermeidung von unnötiger Behandlungszeit.
4. Die individuelle Festlegung des notwendigen Behandlungsregimes sollte eine weitere Verbesserung der Prognose des Krankheitsbildes insgesamt zur Folge haben.

Eine bereits heute zu ziehende Schlußfolgerung aus den Modellierungsversuchen, die auf das Allgemeinbefinden der Patienten einen außerordentlich günstigen Einfluß hat, ist die Gestaltung der Ernährung. Basierend auf Erfahrungen in der konservativen Therapie der Niereninsuffizienz hat sich das Konzept der Proteineinschränkung in der Nahrung leider auch für die Dialysebehandlung selbst mit eingebürgert und sicherlich in vielen Fällen ungünstig für den Patienten ausgewirkt. Interessanterweise ist der hohe Kalorienbedarf niemals verneint worden in der Behandlung der Patienten mit akutem Nierenversagen. Zwei große internationale Untersuchungsserien, die Diaphane-Studie aus Frankreich und die nationale Dialysestudie aus den USA haben deutlich den signifikanten Zusammenhang zwischen einer Eiweißrestriktion und einer höheren Mortalitätsrate nachgewiesen. Als eine besonders bösartige Kombination im Hinblick auf Morbidität und Mortalität in der Dialysepopulation hat sich der Zusammenhang zwischen niedriger Eiweißzufuhr und hohem Harnstoffgehalt erwiesen. In jedem Fall sollte heute die Eiweißzufuhr beim Dialysepatienten nicht unter 1 g/kg/Tag liegen, sondern im Gegenteil etwas über der Eiweißzufuhr des Gesunden angesetzt werden.

Neben den Problemen der technischen Weiterentwicklung, der individuellen Gestaltung der Dialyse und des Ernährungsregimes stehen im Mittelpunkt aktueller Forschungen auf dem Gebiet des Stoffaustausches vor allen Dingen Fragen der Bioverträglichkeit. Die Fragen der Bioverträglichkeit sind ein generelles Problem beim Einsatz künstlicher Organe und übersteigen den Rahmen dieses Vortrages. Lassen Sie mich aber zum Ausklang ein paar Gedanken formulieren, die die technische Weiterentwicklung der Dialyseverfahren im Hinblick auf eine implantierbare künstliche Niere beinhalten und die Basis eigener experimenteller Arbeiten an der einstmals von Harald Dutz geleiteten Rostocker Klinik darstellen.

Implantierbare Künstliche Niere

Heute als tragbare Kunstnieren vorgestellte technische Lösungen sind lediglich eine Minituarisierung bereits bekannter Prinziplösungen, von denen ich persönlich überzeugt bin, daß sie auch bei weiterer Verkleinerung nicht als Implantatniere geeignet sind. Wenn auch heutzutage mit den derzeit vorhandenen Therapiemethoden die Überlebenschance eines jungen niereninsuffizienten Patienten von etwa 90% für 10 und mehr Jahre eine durchaus befriedigende Lösung darstellt, so ergibt sich die Notwendigkeit für eine implantierbare künstliche Niere aus unserer Sicht heute nicht mehr so sehr aus der Erforderlichkeit der hohen Lebenserwartung, sondern aus der Frage der Lebensqualität der Patienten. Hier dürfte kein Zweifel bestehen, daß eine funktionstüchtige künstliche implantierbare Niere eine qualitativ neue Behandlungsmodalität der Urämie darstellt. Die älteren Vorstellungen für eine implantierbare künstliche Niere auf Dialysebasis in Verbindung mit einer Regenerierung der Spülflüssigkeit über eine Sorbentieneinheit beinhaltet aus unserer Sicht letztlich keinen gangbaren Weg, da sie einerseits eine dauernde Auswechslung der Sorbentieneinheit nach entsprechender „Absättigung" erforderlich macht und andererseits alle Nachteile des nichtselektiven Dialysevorganges beinhaltet.

Agishi, T. et al. (Japan)
→ Clinical Experience of Carriable Artificial Kidney
Artificial Organs 5, 320 (1981)
Umega, M., et al. (Japan)
→ Development of Portable Artificial Kidney System
Artificial Organs 5, 320 (1981)
Seo, S., et al. (Japan)
→ Improvement of the Wearable Kidney
Artificial Organs 5, 320 (1981)
Shettiger, U. R., H. Reul (BRD)
→ Portable Artificial Kidney System with Advantages of Hemodialysis, Hemoperfusion and Hemofiltration
Artificial Organs 5 (A) 64 (1981)

Abb. 5 Beispiele für Minituarisierungsexperimente der Künstlichen Niere

Unser gegenwärtiges Konzept in Rostock beruht deshalb darauf, daß eine technische Simulierung der glomerulären Filtration durch ein implantierbares Filtrationssystem gekoppelt sein muß mit einer biologischen Simulierung der tubulären Substrat- und Wasserbehandlung durch den natürlichen Darm. Diese gekoppelte Lösung – man mag sie auch Hybridniere nennen – käme der normalen Funktion der Niere gegenwärtig am nächsten. Die heute bereits mögliche technische Simulierung der glomerulären Nierenfunktion mit

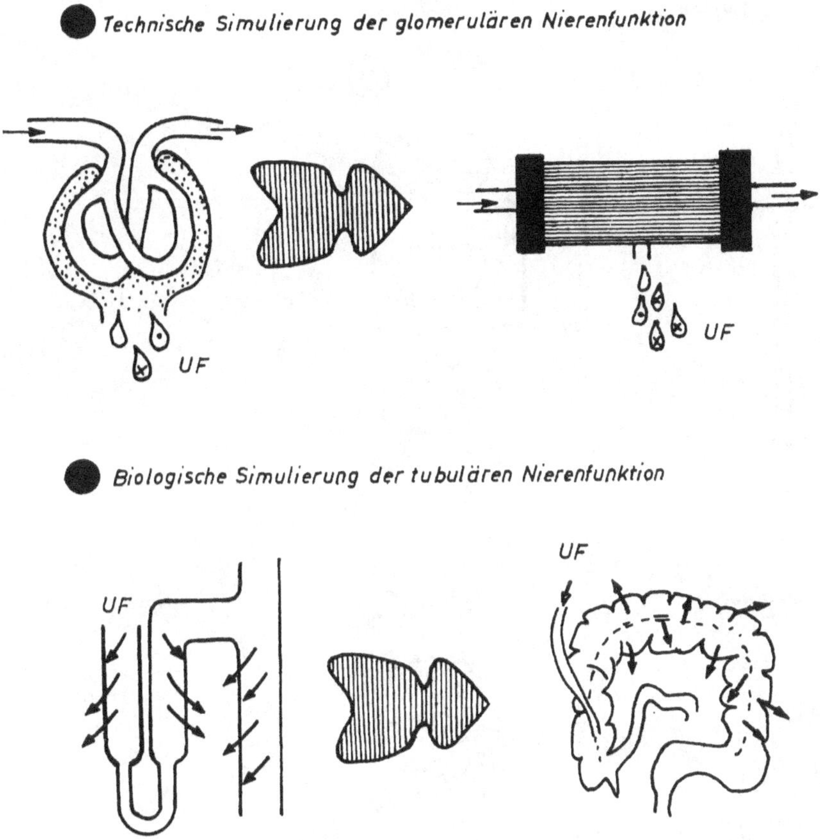

Abb. 6 Rostocker experimenteller Lösungsweg für eine Implantathybridniere auf Hämofiltrationsbasis mit intestinaler Filtratregeneration

Hilfe des konvektiven Stofftransportes bei der Hämofiltration oder der Hämodiafiltration wurde bereits dargestellt. Der Gedanke, daß zur biologischen Simulierung der tubulären Nierenfunktionen Leistungen des Darmes in Anspruch genommen werden könnten, ist nicht neu. Für uns geht es um die Tubulo-readsorptive Analogfunktion des Darmes. Experimentell gibt es Hinweise, daß einzelne Darmabschnitte in der Situation der Homöostase-Auslenkung unter der Hämofiltration ihre tubulo-readsorptive Analogfunktion entsprechend der biomedizinischen Notwendigkeit weiter anpassen können. Wenn sich dies bestätigt, so bestimmt der Organismus selbst – und damit wohl besser als jedes bionische System – Ausmaß und Selektivität der Filtratregeneration. Dies könnte dann durch den Einsatz von Sorbentien, Enzymen bzw. aktiven Mikroorganismen über die orale Zufuhr ergänzt werden. Das Konzept der Implantatniere beinhaltet sicherlich eine lange pro-

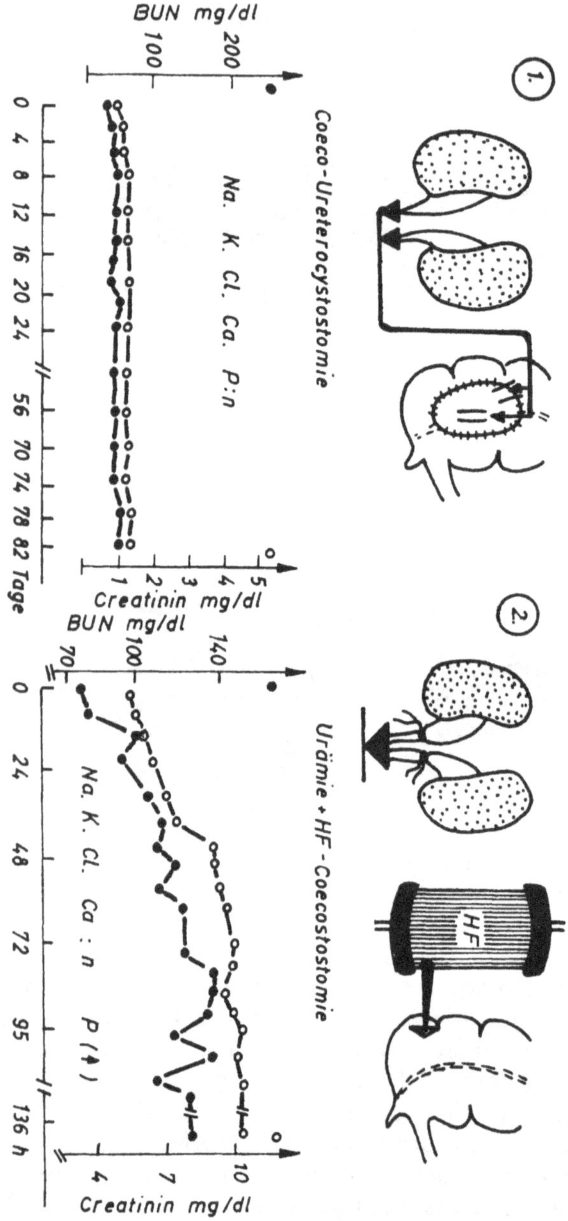

Abb. 7 Intestinale Urin- und HF-Regeneration durch selektive Reabsorption nach Otsubu et al.: Proc. ESAO 7, 107–111 (1980)

blemgepflasterte Wegstrecke bis zur praktikablen Anwendbarkeit. Moderne Membranentwicklungen lassen jedoch die technische Simulierung der glomerulären Nierenfunktion ausschließlich unter Verwendung des arteriellen Blutdruckes als Filtrationsdruck heute als bereits möglich erscheinen. Die Probleme sind sicherlich auf dem Gebiet der biologischen Simulierung der tubulären Nierenfunktion zu überwinden.

Wir haben von Harald Dutz gelernt, scheinbar Unmögliches unter dem Blickwinkel des Machbaren zu betrachten. Sein Beitrag hierzu fiel in eine Epoche, in der die Therapie der chronischen Niereninsuffizienz ihren steilsten Aufschwung hatte. Er hat uns gelehrt, daß Denken die Grundverpflichtung des Wissenschaftlers ist. Nur dort, wo primär Zeit und Raum für Denken gelassen wird, können Fortschritte und Zuwachsraten erzielt werden.

Literatur

Cambi, V.; Garini, G.; Savazzi, G.; Arisi, L.; David, S.; Zanelli, P.; Bono, F.; Gardini, F.: Short dialysis. Proc. Eur. Dial. Transplant. Ass. – Eur. Renal Ass. **20**, 111–121 (1983).

Funck-Brentano, J. L.: Sodium free-water clearance in hemo-dialysis. Artif. Organs **5**, 51–53 (1981).

Hampl, H.; Paeprer, H.; Unger, V.; Fisher, V.; Resa, I.; Kefsel, E. M.: Hemodynamic changes during hemodialysis, sequential ultrafiltration and hemofiltration. Trans. Am. Soc. artif. internal Organs **26**, 391 (1980).

Henderson, L. W.; San Feleippo, M. L.; Stonee, R. A.: Comparison of hemodialysis and hemofiltration. Proc. 12th annu. Contractor's Conf., Dept. HEW, Publ.no. NIH 81–1979, p. 169 (1981).

Kaplan, A.; Longnecker, R. E.; Folkert, V. W.: Continuous arteriovenous hemofiltration – a report of six month's experience. Ann. intern. Med. **100**, 358–367 (1980).

Keshaviah, P. R.: The role of acetate in the etiology of symptomatic hypotension. Artif. Organs **6**, 378–384 (1982).

Klinkmann, H.: Vom Aderlaß bis zur Plasmafiltration – Blutreinigungsverfahren im Laufe der Medizingeschichte. Ber. Ges. Inn. Med. **13**, 351–357 (1982), in: Z. ges. inn. Med. **39**, H. 4/5 (1984).

Koch, K.; Baldamus, C.: Hemodialysis/hemofiltration: a comparison of medical, technical, and cost factors. NIH Report AK–1–2227–F (1981).

Kolff, W. J.: New Ways of Treating Uraemia (Churchill Ltd., London 1947).

Kramer, P.; Wigger, W.; Rieger, J.; Matthaei, D.; Scheler, F.: Arteriovenous hemofiltration, a new and simple method for treatment of overhydrated patients resistant to diuretics. Klin. Wschr. **55**, 1121–1122 (1977).

Legrain, M.; Rottembourg, J.; Bentschikaou, A.; Poignet, J. L.; Issad, B.; Barthelemy, A.; Strippoli, P.; Gahl, G. M.; Groc, F.: Dialysis treatment of insulin-dependent diabetic patients: ten years experience. Clin. Nephrol. **21**, 72–81 (1984).

Man, N. K.; Di Giulio, S.; Zingraff, J.; Sausse, A.; Funck-Brentano, J. L.: The role of sodium in the prevention of vascular instability during hemodialysis. Proc. Eur. Dial. Transplant Ass. **18**, 255 (1981).

Nolph, K. D., Sorkin, M.; Rubin, J. et al.: Continuous ambulatory peritoneal dialysis: Three years experience in one center. Ann. intern. med. **92**, 609 (1980).

Oreopoulos, D. G.; Robson, M.; Izatt, A. et al.: A simple and safe technique for continuous ambulatory peritoneal dialysis (CAPD). Trans. Am. Soc. artif. intern. Organs **24**, 484 (1978).

Oreopoulos, D. G.; Khanna, R.; Williams, P.; Vas, S. I.: Continuous ambulatory peritoneal dialysis – 1981 (editorial). Nephron **30**, 293–303 (1982).

Popovich, R. P.; Moncrief, J. W.; Nolph, K. D. et al.: Continuous ambulatory peritoneal dialysis. Ann. intern. Med. **88**, 449 (1978).

Schmitt, E.; Klinkmann, H.: The epidemiological evaluation of active therapy of patients with renal failure; in Culyer, Horisberger (eds.), Economic and Medical Evaluation of Health Care Technologies, part II, pp. 135–149 (Springer, Berlin, Heidelberg, New York, Tokyo, 1983).

Slingeneyer, A.; Minon, C.; Monrad, C.; Canaud, B.; Falier, B.; Beraud, J. J.: Progressive sclerosing peritoneal dialysis. Trans. Am. Soc. artif. intern. Organs **29** (in press) 1983.

Wehle, B.; Asaba, H.; Castenfors, J.; Fuerst, P.; Grahn, A.; Gunnarsson, B.; Shaldon, S.; Bergström, J.: Hemodynamic changes during sequential ultrafiltration and dialysis. Kidney int. **15**, 411–419 (1979).

Wing, A. J.; Broyer, M.; Brunner, F. P.; Brynger, H.; Bhallah, S.; Donckerwokcke, R. A.; Gretz, N.; Jacobs, C.; Kramer, P.; Selwood, N. H.: Combined report on regular dialysis and transplantation in Europe, XIII, 1982. Proc. Eur. Dial. Transplant Ass. – Eur. Renal Ass. **20**, 5–75 (1983).

Wizemann, V.: Hemodiafiltration – an avenue to shorter dialysis? Contr. Nephrol., 44, 49–56, 1985.

Wüstenberg, P. W.; Dörp, E.; Falkenhagen, D.; Klinkmann, H.; Böttcher, M.; Holtz, M.: Welche Aussichten gibt es gegenwärtig für eine implantierbare künstliche Niere? Z. Urol. u. Nephrol. **76**, 671–684 (1983).

Schlußwort

Sehr verehrter Herr Präsident, meine Damen und Herren!

Dem Vorsitzenden unserer Klasse, Herrn Baumann, danke ich zunächst für seine freundlichen Worte und Wünsche. Mein Dank gilt vor allem auch Herrn Klinkmann, der – wie der Dichter sagt – unter steter Bewegung seines erfindungsreichen Verstandes, die Entwicklung eines Problemgebietes der Medizin dargelegt hat, das uns faszinierende Möglichkeiten des Einsatzes künstlichen Organersatzes gebracht hat und, wie seine eigenen Forschungsergebnisse zeigen, in der Zukunft noch bringen wird.

Wenn ich an der Entwicklung eines Spezialgebietes der Medizin in der DDR aktiv mitwirken konnte, so möchte ich, gerade heute und an dieser Stelle, dankbar an die Anregungen denken, die ich selbst empfangen hatte, um so mehr als es mir stets darum ging, auch anderen Anregungen zu geben und über die Grenzgebiete eines engeren Spezialfaches hinaus Querverbindungen zu knüpfen.

Als überragende Persönlichkeiten in meiner Studentenzeit sind mir Wolfgang Heubner und Robert Rössle in Erinnerung, deren Namen auch in unserer Akademie wohlbekannt sind. Richard Siebeck weckte als Doktorvater mein Interesse an der Klinik der Nierenkrankheiten, sein Nachfolger Theodor Brugsch förderte nach dem Kriege unsere Bemühungen, auf diesem Gebiete wieder den Anschluß an den internationalen Stand zu gewinnen. Ganz besonders sei auch der Förderung durch Maxim Zetkin gedacht, dessen 100. Geburtstag wir vor kurzem feierten und der bereits in den 20iger Jahren in Moskau auf dem Gebiete der Masugi-Nephritis arbeitete. Wir mußten die neuen Erkenntnisse der Physiologie und Biochemie auf dem Gebiet der Nephrologie und des Elektrolyt- und Wasserhaushaltes verarbeiten – ich erinnere nur an Homer Smith und Gamble sowie an Mitja Rapoport, der selbst eine Reihe jetzt klassischer Untersuchungen zur osmotischen Diurese gemacht hat und dann bei uns Generationen junger Ärzte in die moderne Biochemie eingeführt hat. Nils Alwall war uns ein Lehrer und Freund in allen Fragen der Behandlung mit der Künstlichen Niere und Vorbild in seinem ethischen Rigorismus der Weiterführung einer einmal begonnenen Behandlung. Aus der Sowjetunion kamen wichtige Anregungen durch Mjasnikof, die eine bis heute fruchtbare Zusammenarbeit, vor allem auf dem Gebiete der Herz-Kreislaufforschung, einleiteten. Unvergessen ist uns auch Wowsi, der Begründer der modernen sowjetischen Nephrologie, den wir auf unserem ersten internationalen Symposium über Niere und Nervensystem vor 25 Jahren hier in diesem Saale, zusammen mit Anatomen, Pathologen, Physiologen, Biochemikern und Klinikern begrüßen konnten.

Von großer Bedeutung wurde die enge freundschaftliche Zusammenarbeit auf dem Hypertoniegebiet mit Rudolf Baumann und seinen Mitarbeitern, entscheidend und für viele Jahre unserer Arbeit befruchtend die Anregungen von Moritz Mebel auf dem Gebiet der Nierentransplantation.

Aus diesen kurzen Anmerkungen ergibt sich, daß wir die Spezialisierung unserer Tage nicht als Fluch beklagen („immer mehr von immer Weniger wissen"), sondern als stete Herausforderung zur Zusammenarbeit und zum Brückenschlag mit anderen Spezialrichtungen ansehen sollten, zum Wohle unserer Patienten. Dabei sind nicht nur Grundlagenforschungen auf dem Gebiet der Molekularbiologie, Genetik und Immunologie von Bedeutung, sondern auch technologische Neuerungen, deren unmittelbare Praxiswirksamkeit das Werk von Horst Klinkmannn zeigt. Wenn auch die hohen Behandlungskosten diese Möglichkeiten vielleicht als ein Danaergeschenk an unsere stets verständnisvollen Gesundheitsbehörden erscheinen lassen, so sind sie doch gering im Vergleich zu denen nur eines einzigen Kampfflugzeugs, und ein Erfolg der Bemühungen der Sowjetunion und aller fortschrittlichen Menschen um Rüstungsbegrenzung, atomwaffenfreie Zonen, Verbot der C-Waffen, würde Mittel freisetzen, um nicht nur den Hunger in der Welt, sondern auch die Sorgen um die Kosten aufwendiger Spezialbehandlungen in der modernen Medizin zu beheben.

Für uns bleibt die Aufgabe, in der Grundlagenforschung weiterhin an Methoden der gezielten, spezifischen Immunsuppression oder – weiter gefaßt – an der gezielten Beeinflussung chronischer Entzündungsvorgänge zu arbeiten, in der Klinik durch sorgfältige prospektive Studien den Stellenwert gegenwärtiger Behandlungsmöglichkeiten von der Diät bis zur Chemotherapie und Immuntherapie festzustellen, um zu erreichen, daß die vielen Ärzte und Schwestern, die zur Zeit unter selbstlosem Einsatz von Gesundheit und Arbeitskraft in Dialyse- und Transplantationszentren tätig sind, sich anderen Aufgaben widmen können.